CANCER

étudié particulièrement comme maladie infectieuse

ROLE DES GANGLIONS LYMPHATIQUES

DANS L'INFECTION CANCÉREUSE (1)

Par le docteur Paul Coudray,
ancien chef-adjoint de clinique chirurgicale de la Faculté (1)

Le cancer présente les caractères d'une maladie infectieuse ; l'un de ces caractères est l'envahissement précoce et constant du système ganglionnaire. Une étude générale sur la manière dont s'opère cette infection a été faite par notre collègue Courtois-Suffit ; je me contenterai donc d'en rappeler les points principaux qui doivent servir de base à mon argumentation sur la valeur des opérations dans le cancer.

En raison de la nature infectieuse du cancer, de la nouveauté relative de la sérothérapie cancéreuse dont M. Wlaeff vous a apporté le dernier cri dans la réunion des trois sociétés le 7 mars, j'ai le devoir, me semble-t-il, de parler de cette sérothérapie. Enfin la méthode sclérogène m'a donné un résultat tellement curieux que j'en dirai un mot et vous présenterai la malade pour faire mieux ressortir la démonstration.

I. — *Cancer maladie infectieuse. Sérothérapie anticancéreuse.*

Sous le nom de cancer, nous n'envisageons, bien entendu, que le carcinome et l'épithélioma, le premier, avec ses deux formes principales, n'étant d'ailleurs qu'une variété de l'épithélioma. La nature infectieuse du cancer se manifeste : 1° par les généralisations parfois très rapides où l'on voit des organes farcis de petits nodules cancéreux, le péritoine, par exemple. Ainsi que le dit G. Lemière dans un très lucide exposé (*Revue des maladies cancé-*

(1) Rapport présenté le 20 mai 1901 dans la séance plénière des Sociétés de Médecine de Paris, Médico-Chirurgicale, de Médecine et de Chirurgie Pratiques.

reuses, mai et juillet 1900, mars 1901), il y a une carcinose aiguë, comme il y a une tuberculose aiguë ;

2° par les métastases ou embolies cancéreuses ;

3° par la *fièvre cancéreuse*, survenant sans infection secondaire des tumeurs, fièvre intermittente à type quotidien, existant parfois dès le début du mal, due d'après Fretel à un empoisonnement par les toxines de la tumeur.

4° par l'ENGORGEMENT GANGLIONNAIRE RAPIDE ET CONSTANT.

Courtois-Suffit vous a déjà dit comment se fait cet envahissement ganglionnaire : Il est fatal. Cornil n'a-t-il pas démontré en 1881 que « les *alvéoles du carcinome sont en pleine communication avec les vaisseaux lymphatiques* » ! Et plus tard, Nepveu (*Revue des maladies cancéreuses*, mars 1899), nous a fait voir dans les *réseaux lymphatiques* de la tumeur cancéreuse la tuméfaction des cellules épithéliales, la division de ces cellules dans les réseaux et dans les troncs qui leur font suite, la migration d'innombrables corpuscules d'origine nucléaire et protoplasmique et leur arrivée aux ganglions par les vaisseaux afférents, les lésions d'abord corticales de ces organes, puis l'infection totale.

Pour le dire immédiatement, c'est cette infection au contact de la tumeur et à distance, se faisant d'une manière insidieuse, sans que rien ne la décèle, c'est cette infection qui rend précaires les résultats des opérations sanglantes.

Il y a deux stades dans cet envahissement ganglionnaire comme l'ont indiqué Cornil et Ranvier. Dans le premier, d'une durée indéterminée, le ganglion *est seulement augmenté de volume*, et comme les voies lymphatiques qui y aboutissent sont oblitérées par le processus initial, le ganglion peut être considéré comme un *organe d'arrêt* pendant cette première phase. Mais à cette phase inflammatoire succède l'infection spécifique des ganglions qui deviendront eux-mêmes de nouveaux foyers d'infection. Ces considérations ont une grande importance dans la pratique. Elles expliquent comment on peut dans certains cas obtenir d'excellents résultats par des interventions, alors même qu'il y a des engorgements ganglionnaires évidents. Elles expliquent aussi les faits en apparence paradoxaux, dans lesquels des chirurgiens qualifiés ont eu de bonnes statistiques dans le cancer du sein en enlevant les tumeurs, et n'extirpant les ganglions que lorsqu'ils semblaient dégénérés. Nous comprenons ainsi comment Soupault et M. Labbé (*Société médicale des hôpitaux*, 28 juillet 1899), protestant contre la spécificité trop exclusive attribuée par certains à l'adénopathie soit directe, soit à distance, ont été amenés par leurs recherches à déclarer que les *adénopathies directes ou en rapport* avec l'organe cancéreux ne sont de nature néoplasique que dans la moitié des cas, et que les adénopathies à distance dont il a été beaucoup parlé n'ont ni la fréquence, ni l'importance qui leur a été attribuée.

Le cancer semble donc une *maladie infectieuse*; nous venons de voir ses moyens de propagation, par la voie lymphatique — la voie sanguine intervient aussi et surtout pour les généralisations par *embolies* et *métastases*, — il ne manque à ce processus si clair que le primum movens, l'*agent* de l'*infection*.

On a cru le trouver dans des microbes, les *coccidies*, mais il a fallu renoncer à cette idée, car il a été impossible d'isoler ces microbes et de les cultiver. On a cherché et on cherche encore du côté des *parasites*, des *champignons*.

A la suite de Roncali, quelques-uns ont cru que les *blastomycètes* étaient les véritables agents du cancer et M. Wlaeff, après de nombreux travaux expérimentaux et cliniques est venu dans notre réunion plénière du 7 mars nous communiquer le résumé de ses croyances et de sa pratique.

Bra a cru voir dans un autre champignon un *ascomycète*, l'agent du cancer. En réalité nous ignorons encore l'agent véritablement pathogène du cancer. Le connaîtrions-nous, que le traitement rationnel, le sérum en dérivant, ne donnerait pas nécessairement des résultats curatifs. On oublie trop vite l'histoire de la tuberculose dont le microbe est connu depuis bientôt vingt ans et dont le sérum est encore à trouver, après l'effondrement lamentable de la trop fameuse lymphe de Koch.

Il ne faut cependant pas traiter avec trop de sévérité les essais de sérothérapie qui ont été faits depuis cinq ou six ans. Nous ne parlerons ici — sans considérer les autres comme non avenus — que des sérums qui ont été discutés dans les sociétés savantes et sur lesquels nous avons des éléments d'appréciation.

1° Richet et Héricourt (1895) se sont servis de tumeurs cancéreuses non ulcérées. Broyées, ces tumeurs étaient additionnées d'eau, puis injectées dans les veines d'animaux. Au bout de 6 à 12 jours on prenait le sang de ces animaux pour en recueillir le sérum. Les résultats d'une cinquantaine d'observations, communiqués à l'Académie de médecine (21 octobre 1895) indiquaient qu'aucune guérison n'avait été obtenue, mais que des améliorations avaient été notées dans le sens suivant : 1° diminution des douleurs et des ulcérations ; 2° diminution du volume des tumeurs ; 3° arrêt momentané de l'évolution ; 4° amélioration de l'état général.

2° *Sérum antistreptococcique d'Emmerich* (1). — Ce sérum a été violemment attaqué en Allemagne par Bruns, Petersen, Angerer. Bruns l'a expérimenté dans 6 cas de cancer, sans le moindre résul-

(1) *Revue des maladies cancéreuses*, 1896, p. 57.

tat utile. Par contre, ce sérum a provoqué des accidents de dyspnée et de cyanose, des néphrites persistantes. D'autre part, Angerer reproche à Emmerich de n'avoir pas signalé les cas suivis d'insuccès. Est-il nécessaire d'accabler ce malheureux sérum en citant la pratique de V. Jaksch (*Revue des maladies cancéreuses*) qui compte 5 insuccès sur 5 cas, avec accidents de néphrite et de collapsus? Dans le même groupe de faits il convient de placer les résultats obtenus avec les *cultures de streptoco ques* suivant la méthode de Coley. Friedrich en particulier (*Congrès allemand de chirurgie*, de 1895) a signalé les insuccès qu'il a eus dans 13 cancers épithéliaux et 4 sarcomes.

Petersen (*Bull. méd.*, 17 juin 1896), a inoculé le microbe de l'érysipèle, suivant les tentatives de Fehleisen ; il n'a rien provoqué d'utile dans les tumeurs, puisque sur 10 carcinomes et 10 sarcomes il a obtenu la régression d'un seul sarcome pendant six mois; en revanche il a provoqué des accidents d'intoxication aiguë.

3° *Sérum de Wlaeff*. Dans une série de travaux qui commence en juillet 1899 (Société anatomique) et se termine par notre réunion du 7 mars 1901, M. Wlaeff a essayé de convaincre les savants et les praticiens. Reprenant les expériences de San-Felice et de Roncali qui pensaient avoir produit chez les animaux de véritables tumeurs malignes par les inoculations de levures virulentes (Blastomycètes), Wlaeff a pris sur des animaux immunisés pendant plusieurs mois, un sérum qui se montre efficace chez les animaux sur lequel on provoque les tumeurs en question, tandis que des animaux témoins succombent avec des tumeurs généralisées et de la cachexie si on ne les soumet pas à ce sérum.

C'est sur cette base qu'il a confectionné un sérum d'oie ou d'âne avec lequel il a fait son traitement sur l'homme. Le principe lui-même, c'est-à-dire la détermination sur les animaux de véritables tumeurs malignes par les inoculations de « levures virulentes » a été absolument consesté. En fait, de même que ses précédesseurs, Wlaeff a obtenu tantôt des tumeurs inflammatoires (granulomes), tantôt des tumeurs adéniformes, ou des adénomes à épithélium cylindrique, mais on ne voit nulle part la preuve que de véritables tumeurs malignes aient été produites, ni par Wlaeff, ni par d'autres (1). C'est ce qui a été objecté à M. Wlaeff par Brault et Letulle à la société anatomique ; c'est ce que G. Lemière a dit dans le travail cité plus haut. Quant aux résultats cliniques obtenus par M. Wlaeff ils sont intéressants ; on peut les lire dans le *Journal de médecine de Paris* du 20 janvier 1901 ; sur les 26 malades dont l'his-

(1) A notre connaissance, un seul expérimentateur a réussi à inoculer des *épithéliomas véritables*, c'est Morau, et sur une seule espèce de rats blancs.

toire est analysée, il n'y a à la vérité aucun cas de guérison. Le temps écoulé est vraiment trop court, ni même de modification considérable des tumeurs, mais en dehors de cela, il y a des améliorations très réelles. Le caractère de ces améliorations a été signalé par Berger, par Reynier à la Société de chirurgie le 20 février 1901. Voici ce que Berger a observé souvent sur des malades inopérables confiés à Wlaeff: amélioration de l'état général, retour de l'appétit et du sommeil, augmentation de poids.

Localement, diminution notable des douleurs, arrêt des hémorrhagies dans les tumeurs ulcérées. « Les phénomènes de sténose même, causés par un cancer du rectum se sont dissipés. » Enfin, dans deux ou trois cancers de la langue, Berger a observé une diminution du volume de la tumeur et des ganglions engorgés. Mais cette action bienfaisante ne se continue pas, le mal reprend son essor dès qu'on cesse le traitement. Reynier qui a vu un grand nombre de malades soignés par Wlaeff a constaté les mêmes bons effets, mais il a fait remarquer que l'insuffisance des résultats, en fin de compte, tient à ce que les malades soignés sont la plupart du temps cachectiques et trop tardivement soumis au sérum. Dans un cas qui a été présenté à notre réunion du 7 mars, un cancer du sein à peine opérable primitivement a été soumis au sérum de Wlaeff ; sous son influence la tumeur a diminué de volume, s'est pour ainsi dire sclérosée, les ganglions axillaires ont diminué de volume, de telle sorte que la tumeur a pu être opérée dans de bonnes conditions. Qu'en adviendra-t-il ? Nous n'en savons rien, puisque l'opération ne datait que de 4 mois.

Le sérum de Wlaeff agit en partie en déterminant une hyperleucocytose énorme autour des éléments épithéliaux des tumeurs. Son action est évidemment faible puisqu'il faut répéter pour ainsi dire continuellement les injections. Dans son travail déjà cité, *Journal de médecine de Paris*, Wlaeff dit qu'il espère obtenir un sérum plus efficace en le prenant sur des mammifères immunisés pendant plusieurs mois.

Des résultats analogues semblent avoir été obtenus par *Mongour* et *Gentès* (de Bordeaux) en 1900, avec la *nectrianine* de Bra (1). Dans 14 cancers de l'utérus inopérables, ces médecins ont noté la disparition des métrorrhagies et des douleurs. Bra dit avoir trouvé dans le cancer de l'homme un *ascomycète* qu'il considère comme pathogène. La démonstration n'est pas encore faite. Quant aux résultats dus au vaccin basé sur l'action spécifique de cet ascomycète, ils sont également entourés d'une certaine obscurité.

(1) La nectrianine est l'ensemble des produits solubles atténués du nectria ditissima, parasite du cancer des arbres. Bra (Le cancer et son parasite, 1900).

En résumé *la sérothérapie anticancéreuse* ne nous a donné jusqu'ici que des améliorations passagères et dont le mécanisme n'est pas bien fixé. Nous renvoyons pour l'action des sérums au rapport de notre confrère M. Edmond Vidal dans notre précédente réunion.

II. *Traitement opératoire des cancers.*

Le traitement consiste d'une manière générale à extirper aussi largement que possible les tumeurs ainsi que les ganglions altérés qui sont en connexion directe avec elles. Au sein, on a même fait une règle d'enlever systématiquement tous les ganglions axillaires. Mais pour certains ce n'est pas assez ; nous verrons que des procédés opératoires ont été créés particulièrement en vue d'extirper les ganglions les plus éloignés ; résection de la *clavicule*, pour atteindre les ganglions sus-claviculaires, laparotomie pour accéder aux ganglions lombaires, etc. Nous ne prendrons que certains cancers, *cancers les plus fréquents*, et ceux qui nous semblent les plus propices à démontrer dans la pratique, le rôle du système lymphatique et ganglionnaire.

A. *Epithéliomas dits bénins de la face.*

A la région de la face et de la bouche nous voyons une série de tumeurs cancéreuses, épithéliomas dits bénins des téguments, cancer des lèvres, cancer de la langue, de gravité croissante, gravité en rapport beaucoup plus avec les propagations lymphatiques qu'avec la structure histologique des tumeurs.

Les épithéliomas de la face, qui ne sont parfois que des papillomes purs ou avec de discrets éléments épithéliomateux, sont *souvent bénins d'allure* parce qu'ils *ne s'accompagnent pas d'engorgement ganglionnaire* ou très tardivement. Cela explique le triomphe de la cautérisation dans ces cancers.

Dans ces dernières années Cerny et Trunecek ont rajeuni les vieux procédés de cautérisation (*Semaine médicale*, 1897, p. 161-164). Leur méthode « consiste en des badigeonnages quotidiens de la « surface cruentée du néoplasme avec un mélange d'acide arsé- « nieux dans de l'alcool éthylique et de l'eau distillée... Il en ré- « sulte une transformation successive du tissu cancéreux en escha- « res qui se détachent et laissent finalement une plaie granuleuse « ordinaire, laquelle guérit sous l'influence d'un traitement anti- « septique ». Le processus intime consisterait en une déshydratation des cellules cancéreuses par l'alcool, en une momification de ces cellules par l'arsenic, en une inflammation périphérique au niveau des parties saines, grâce à laquelle le néoplasme ainsi modifié s'élimine comme un corps étranger.

Les résultats de cette méthode qui a été expérimentée un peu partout ont été recueillis dans la thèse de Pascal (*Montpellier*, 1898) et dans celle plus récente de Robillard qui a réuni 45 observations dont 34 favorables et 11 défavorables à la méthode. Ainsi qu'il était facile de le prévoir, les succès ont été obtenus dans la forme papillomateuse, sans *altération ganglionnaire* ; dans l'épithélioma vrai, l'insuccès est la règle.

Il ne faut pas croire d'ailleurs que tous les cancroïdes de la face soient bénins. Ainsi, ceux de la région temporale et du voisinage de l'oreille ont souvent une malignité extrême. C'est ainsi que Poncet, attirant l'attention du Congrès français de chirurgie en 1888, sur les cancroïdes de cette région, a noté dans 9 observations la récidive constante. J'ai extirpé, il y a quelques années, un épithélioma du lobule de l'oreille, d'apparence bénigne ; la récidive se fit très rapidement dans les ganglions carotidiens supérieurs profonds. En pareil cas, il est presque impossible d'apprécier si ces ganglions sont atteints ou non au moment de l'opération, et s'ils le sont déjà, l'intervention accélère la marche de la néoplasie ganglionnaire.

B. — *Cancer des lèvres.*

Le cancer des lèvres et surtout de la lèvre inférieure, est déjà plus grave que le cancroïde de la face, sauf la variété dont nous venons de parler ; en effet si l'adénopathie n'est pas très précoce, elle est constante à un moment donné, à la période d'ulcération. Mais parfois son développement est très lent, ce qui semblerait indiquer que sa signification *spécifique* n'arrive que tardivement. Ainsi, dans ses cliniques, Trélat, t. I, p. 548, signale un cas dans lequel l'adénopathie n'était pas encore très accentuée dans un cancer datant de 12 ans ; c'est là un cas insolite. En général, au bout de 3 ou 4 ans, quelquefois moins, l'adénopathie sous-maxillaire, uni ou bilatérale, quand la tumeur est médiane, existe et progresse. Ce qui est bien acquis, c'est la généralisation exceptionnelle de ces cancers ; ils ont une malignité locale. Fricke, qui a colligé 137 cas à la clinique chirurgicale de Bonn (*Semaine médicale*, 1899, p. 279) a noté la récidive dans 41 cas seulement *avant 3 ans*; tous les autres sont restés guéris depuis plus de 3 ans. Nous avons nous-même une guérison qui persiste depuis *plus de 10 ans* chez un homme opéré le 19 avril 1891, avec le Dr Filleul, de la Ferté-Vidame. Il s'agissait d'un épithélioma médian de la lèvre inférieure ulcéré, avec double adénopathie sous-maxillaire volumineuse, mais mobile. A l'heure actuelle le malade qui a environ

65 ans n'a trace de récidive ni localement, ni dans les ganglions. Thiersch et Hutchinson, cités par A. Broca (Traité de chirurgie, t. V) ont suivi des opérés sans récidives pendant 15 et 20 ans. L'intervention chirurgicale est donc dans le cancroïde des lèvres, généralement suivie de bons résultats.

C. — *Cancer de la langue.*

Tout au contraire le *cancer de la langue* est effroyablement grave, et le pronostic « de ces cancers, dit Trélat (clinique, t. I) est lugubre. « Les opérations dirigées contre eux, lorsqu'elles sont possibles — « et il n'en est pas toujours ainsi, sont très graves et incertaines dans « leurs résultats ». Ici, la gravité tient, partie à la rapidité de la propagation à la région profonde de la langue, partie à l'*envahissement précoce du système lymphatique.* Dans l'épaisseur même de la langue, le long des vaisseaux, les traînées épithéliales se propagent par les *lymphatiques profonds.* D'autre part, il existe dans la loge sous-maxillaire de très petits ganglions dont Kocher et Terrillon ont signalé l'altération très précoce dans le cancer de la langue, alors que rien n'en décèle l'existence ; aussi trouve-t-on, dans cette considération, une indication à enlever ces ganglions par une opération préliminaire, dans laquelle on pratique en même temps la ligature de la linguale. Cela fait, et la ligature des deux linguales exécutée lorsqu'on enlève une bonne partie de la langue, on désinsère le plancher de la bouche le long de la mâchoire et on attire la langue par la brèche sous-maxillaire ; la section reculée en est alors faite plus facilement que lorsqu'on opère par la bouche. Déjà ces amputations de toute la langue sont redoutables et nombre de malades y succombent. C'est ainsi que Trélat donne une statistique de 12 cas avec 4 morts opératoires et 8 récidives rapides de 4 à 6 mois. Lorsque le plancher de la bouche est envahi et qu'il faut s'ouvrir une voie plus large par la résection du maxillaire inférieur, l'opération est plus grave encore. Enfin, lorsqu'il existe une *adénopathie carotidienne* importante, il est sage de laisser de côté les opérations radicales et de s'en tenir aux méthodes palliatives (1). La simple résection de la langue entre des pinces à dents de souris lorsque le plancher buccal n'est pas atteint ou ne l'est que très peu, et sans s'occuper des ganglions, donne des succès relatifs. Dans un cas de ce genre, j'ai enlevé

(1) Ce n'est pas l'avis de Küttner, Congrès allemand de chirurgie 1897, d'après lequel il faudrait enlever non seulement les ganglions carotidiens du côté malade de la langue, mais aussi ceux du côté opposé, de parti pris, parce que les lymphatiques des deux moitiés de la langue communiquent les uns avec les autres. Malheureusement, Küttner oublie de nous indiquer es résultats de sa pratique sur ce point.

avec le Dr Leviste (de Dreux) il y a une dizaine d'années la moitié gauche de la langue ; l'opéré vécut un an sans récidive locale et dans des conditions très satisfaisantes.

On a cependant signalé des survies assez longues à la suite des interventions. Verneuil et Kocher ont cité chacun 4 cas de guérison ; Delens, Guyon, Le Dentu, 1 cas. Trélat a cité un cas de 10 ans sans récidive et un autre dans lequel un malade mourut de pneumonie au bout de 7 ans sans récidive. D'autre part, Billroth, Rose, etc., ont cité des survies de 3, 4, 6 et 8 ans. Bœckel (Congrès français de chirurgie, 1888), sur 10 cas a eu 2 morts opératoires par pneumonie septique, une survie de 8 ans et sept survies de 3 mois à 3 ans. Les *cancers de la langue chez les syphilitiques* présentent-ils une moindre gravité ? Etudiée par Verneuil et décrite par Ozenne (Thèse de Paris 1884), contestée à tort, depuis, cette forme est diagnostiquée par le traitement. On observe une grande diminution de la tumeur par l'iodure de potassium, mais en revanche l'*état général reste mauvais*. La première démonstration anatomique (1) de cette hybridité morbide a été donnée dans l'observation I du mémoire de Lang et la seconde a été fournie par Fournier et Gastou (Société de dermatologie et de syphiligraphie, 1898 et 1899). A l'autopsie d'un vieux syphilitique dont la glossite avait été très améliorée par l'iodure de potassium on trouva des lésions épithéliomateuses scléro-gommeuses ; une ulcération de la linguale avait amené la mort. Le cancer lingual des syphilitiques reste donc soumis au même traitement que le cancer ordinaire, en dernière analyse.

A titre palliatif, il faut signaler la *ligature de la linguale* qui a amené parfois des améliorations en diminuant le volume de la tumeur.

D. — *Cancer du sein.*

La question *ganglions* a été ici bien étudiée et elle joue un rôle important. A quelle époque s'opère l'envahissement ganglionnaire ? Cet envahissement, dit Delbet, dans son article très documenté du Traité de Chirurgie, vient après celui de la peau et se montrerait, si l'on s'en tient aux renseignements de la clinique environ au bout d'un an. Il est plus simple de dire qu'on n'en sait rien d'une manière positive, et cela pour deux raisons : d'abord parce qu'on ignore toujours le début de la tumeur elle-même, et qu'en second lieu la rapidité ou la lenteur de l'infection ganglionnaire est affaire de nature du néoplasme, rapidité, c'est-à-dire quelques mois à peine dans certaines formes de cancer alvéo-

(1) Note d'Ozenne in *Revue des maladies cancéreuses*, 1899, p. 69.

laire ; plus d'un an, peut-être, dans certains squirrhes ; enfin, à cet égard il faut remarquer que le début de la phase initiale de l'infection passe inaperçu. Quant au moment où l'*infection spécifique* des ganglions s'opère, même incertitude ; c'est aussi affaire d'activité du néoplasme, de degré d'infectiosité. Les premiers ganglions atteints sont ceux qui sont situés sous le *grand pectoral*, comme l'a indiqué Kirmisson (Soc. anatomique, 1882). Rarement les ganglions *sus-claviculaires* sont intéressés sans les *axillaires* ; leur infection constitue la deuxième étape de l'infection ganglionnaire et pour la *grande majorité des chirurgiens*, l'atteinte de ces ganglions, surtout lorsqu'ils ne sont pas très mobiles, constitue une contre-indication à l'extirpation du cancer du sein.

A titre d'exception cependant les ganglions sus-claviculaires sont infectés sans que les ganglions axillaires le soient, et cela grâce à une disposition rare des lymphatiques qui a été décrite par Hyrtl et par Rieffel.

Les ganglions *rétro-sternaux* ne paraissent pas être atteints fréquemment, bien qu'une partie des lymphatiques mammaires se rendent à ces ganglions d'après Poirier et Rieffel. Delbet n'a pas vu ces lymphatiques et d'autre part sur 366 autopsies de cancer du sein Torœk et Wittelshofer n'auraient pas signalé cette propagation aux ganglions du médiastin ; il faudrait savoir si leur attention s'est fixée sur ce point (1).

L'*infection ganglionnaire* serait très précoce d'après les examens faits après opération. Déjà Trélat (2) avait insisté sur ce point. Dans tous les cas de cancer, même au début, il a toujours vu les ganglions atteints, aussi faut-il toujours les enlever, alors même qu'ils ne paraissent pas malades, et se prononce-t-il avec Verneuil, Kirmisson et Monod pour les opérations précoces et larges. Gussenbauer a examiné dans 6 cas de cancer au début les ganglions axillaires qui paraissaient indemnes ; ils étaient déjà cancéreux : Küster a cité des faits identiques. Voilà donc une notion qui paraît bien assise de par la clinique, et surtout de par l'histologie, à savoir l'envahissement très précoce du ganglion par les éléments cancéreux. Mais comment concilier avec cette donnée cet autre fait clinique constaté par nombre de chirurgiens, à savoir, dans

(1) Au résumé, dans le cancer du sein, suivant la remarque de Petit de Régis (thèse de Paris, 1895) l'infection ganglionnaire, préparant la généralisation, peut se faire par la voie axillaire correspondante, par la voie sus-claviculaire, par la voie sous-sternale, par la voie axillaire du côté opposé. La généralisation peut s'effectuer par la voie sanguine, comme l'indiquent les localisations secondaires dans la pie-mère, le système osseux, dans certains nerfs, le sciatique en particulier.

(2) Clinique chirurgicale, t. I, clinique de 1884.

certains cas de cancer incontestable, la lenteur de l'évolution de l'adénopathie ? Sans doute dans les cancers très malins, dans certaines formes d'encéphaloïde, chez des femmes jeunes, les ganglions axillaires grossissent vite, se ramollissent et s'ulcèrent, mais souvent dans le squirrhe ils restent peu volumineux pendant fort longtemps.

Comment expliquer aussi cet autre fait que certains chirurgiens ont pu avoir d'excellents résultats, des survies longues en respectant les ganglions axillaires ? Terrillon (*Bulletin général de thérapeutique*, 1891) s'est fait l'apôtre de cette doctrine et n'enlevait les ganglions axillaires que quand il les sentait gros ; de même Butlin (de Londres) cité par Delbet (1). Je ne soutiens nullement que cette pratique, contraire aux grands principes, soit préférable à l'autre, mais je m'explique très bien pourquoi ces bons résultats ont été obtenus par les chirurgiens en question ; c'est que 1° les ganglions qu'ils ont laissés en place n'étaient peut-être pas encore infectés spécifiquement ; 2° en ne portant pas le bistouri dans l'aisselle, ils n'ont pas ouvert les lymphatiques, ni détruit les vaisseaux et les ganglions qui pendant un certain temps, surtout pour les squirrhes, constituent une barrière à l'infection suivant le mécanisme indiqué par Cornil et Rouvier. Parlant de la transformation fibreuse qui s'opère dans le ganglion au début par l'hypertrophie de toutes les fibrilles du réticulum et consécutivement des alvéoles, ces auteurs écrivent : « De cette façon, les voies lym-
« phatiques du ganglion arrivent à s'oblitérer d'une manière à
« peu près complète. Un ganglion ainsi altéré est donc pour un
« *certain temps* une barrière à la propagation du cancer. On ne peut s'expliquer autrement les faits en question.

Au résumé, la rapidité, la qualité de l'infection ganglionnaire sont liées à la nature histologique ou mieux à la virulence de la tumeur, et il n'y a rien de fixe à ce sujet.

Résultats des opérations sanglantes. Il y a deux choses à considérer : des appréciations générales et des chiffres.

Indications opératoires. D'après la grande majorité des chirurgiens il faut enlever le plus tôt possible, le plus largement possible non seulement la tumeur du sein, mais la bande de tissu cellulaire qui y fait suite, se dirigeant vers l'aisselle en passant sous

(1) Beaucoup de *chirurgiens américains* et *anglais* continuent à n'enlever les ganglions axillaires que lorsqu'ils sont *manifestement altérés*. Marmaduke Sheild (*Semaine médicale*, 1898 p. 13) a donné une statistique provenant de la pratique privée de quelques-uns de ces chirurgiens, comportant un certain nombre de cas suivis pendant 10, 15, 20 ans et plus. Cette statistique vaut les meilleures, sans nous apprendre rien que nous ne sachions déjà.

le grand pectoral, y prenant les ganglions sous-pectoraux (Kirmisson) et enfin ceux de l'aisselle proprement dite. Il n'y a de contre-indication que lorsque ces ganglions sont ramollis, complètement adhérents et ne peuvent être enlevés d'une manière *réelle*, même en réséquant la veine axillaire et aussi lorsqu'il y a une généralisation du mal. J'ai dit plus haut que la propagation à la deuxième zone, ou *zone sus-claviculaire*, était considérée en général comme une contre-indication opératoire. Helferich a cependant conseillé de ne pas s'arrêter là et de réséquer la clavicule pour pouvoir faire des opérations plus complètes ; ce procédé n'a pas jusqu'ici beaucoup de partisans. Enfin certains cancers ont, chez les personnes âgées, 70 ans et plus, une allure si lente qu'on peut en général les laisser évoluer tranquillement. Je ne parlerai pas longuement de *l'extirpation systématique du grand pectoral*, procédé de Halsted, que Braquehaye et Binaud ont modifié. Cette opération augmente la durée de l'opération.

Braquehaye et Binaud (*Congrès de chirurgie*, 1899) disent que ce procédé donnerait 42 0/0 de guérisons après 3 ans ; je n'ai pas analysé les statistiques qui permettent d'avoir cette opinion, mais la statistique de Braquehaye et Binaud ne nous renseigne guère. Sur 7 cas ; 1 mort au 12e jour ; 2 généralisations au bout d'un an, et 4 *guérisons*, mais depuis combien de temps ? En somme, c'est une pratique relativement nouvelle, mais il n'est pas du tout certain qu'elle soit meilleure que l'ancienne.

D'ailleurs, rien n'est aussi arbitraire et peu justifié que cette fixation du terme de 3 ans pour la récidive du cancer. On a dit depuis Volkmann en Allemagne : au bout de 3 ans on peut considérer comme guéri un cancer qui n'est pas en récidive. Que cette survie puisse être considérée comme avantageuse d'une manière générale, c'est une opinion vraie, car beaucoup de malades meurent avant, mais cette sorte de doctrine a le tort de consacrer une erreur absolue. La vérité, c'est que les cancers qui n'ont pas récidivé au bout de 3 ans, récidivent après et voilà tout. Ils récidivent au bout de 5 ans, 10 ans, 20 ans. Heurtaux (*Archives provinciales de chirurgie*, 1er février 1899) a signalé un cas de récidive de squirrhe du sein au bout de 30 *ans et 4 mois*. Quant à l'opinion des chirurgiens qui comptent comme guéris les malades qu'ils n'ont pas revus, elle n'est pas exacte ; je suis d'avis, avec J. Bœckel, qu'en général il faut plutôt les compter comme morts ou en récidive ; les premiers, on le comprend, ne peuvent rien témoigner ; quant aux seconds, *très souvent* ils ne reviennent pas voir leur chirurgien ; ils sont fixés sur le caractère implacable de leur mal et ne veulent pas éprouver les angoisses d'une nouvelle intervention ; voilà la cause vraie de leur abstention. Si l'on consulte le sentiment des chirurgiens expérimentés, on recueille des impressions dont la note est à peu près toujours la même.

Dans toute sa pratique, *Trélat* (clinique de 1884) n'a pu citer que 5 cas de cancer du sein dans lesquels il n'y avait pas de récidive, de 3 à 7 ans, et 1 cas de Bérard qui ne récidiva qu'après 19 ans, et dans lequel la survie fut encore de 5 ans après une opération.

Verneuil (Congrès de chirurgie, 1888), constate que la récidive est la règle, quel que soit le mode opératoire employé. Les récidives se produisent parfois à longue échéance ; c'est ainsi qu'il cite l'exemple d'une dame de Constantinople, chez laquelle la récidive n'eut lieu qu'au bout de 30 ans.

Poncet (de Lyon, ibidem) écrit : « Le carcinome du sein, le car-« cinome alvéolaire... chez toutes les malades que j'ai suivies a ré-« cidivé d'autant plus rapidement qu'il avait fallu enlever des gan-« glions malades.... qu'il s'agisse d'une forme squirrheuse ou en-« céphaloïde, le résultat définitif, les suites opératoires sont les « mêmes.

« Toutes les fois qu'il existe des ganglions, quelle que soit l'é-« tendue de l'ablation, quelque complète que soit l'extirpation « ganglionnaire, la récidive est la règle ; peut-être est-elle cons-« tante....

« Je ne voudrais pas être paradoxal, mais j'ajouterai volontiers « que le meilleur moyen de n'avoir pas de récidive, tout au moins « à distance, est souvent de ne pas intervenir ». J'ai plaisir à citer ces paroles d'un chirurgien éminent, non pas seulement parce qu'elles répondent à ma manière de voir, mais parce qu'elles me semblent traduire l'absolue vérité scientifique sur ce point.

J. Bœckel (ibidem) — bien que sa statistique soit assez bonne, puisque sur 65 *amputations* du sein avec curage de l'aisselle, il a obtenu sur 27 *malades* suivis : 10 récidives au bout de 15 mois en moyenne et 17 survies de 2 à 8 ans, (en moyenne, 5 ans), et une de 11 ans — J. Bœckel écrit : « Les opérations les mieux conduites, les plus « larges et les plus radicales, ne peuvent pas prévenir toujours la « récidive ; bien que tardive quelquefois, elle est pour ainsi dire « fatale ».

Voici maintenant les paroles de Daniel Mollière (de Lyon), qui parla en dernier lieu dans cette réunion très importante : « En « prenant la parole à la fin de cette séance, je suis saisi d'un sen-« timent d'extrême tristesse, car rien dans tout ce qui a été dit ne « nous donne un nouvel espoir dans l'issue de notre thérapeutique « contre le cancer ».

D. Mollière ne donne pas de statistique ; depuis 10 ans, il enlevait en moyenne deux cancers du sein par semaine et voici son jugement au point de vue de l'époque d'apparition de la récidive : de

« 30 à 40 ans la récidive est rapide et fatale de quelques mois à « une ou deux années, quelque radicale, *quelque sauvage* qu'ait pu « être l'opération ». Vers 50 ans le pronostic est plus favorable, la récidive PEUT n'avoir lieu qu'après 6 *ou* 7 *ans*. Chez les septuagénaires, le cancer marche si lentement qu'on n'y touche que s'il est douloureux.

J'ai interrogé ces jours-ci mon premier maître et cher ami le Dr Campenon ; son avis, basé sur une très importante pratique tant à l'hôpital qu'en ville, est que le cancer du sein récidive parfois après de longues années, mais qu'il récidive *toujours*. Au point de vue des *statistiques*, je dirai ceci : les grandes statistiques, en général, n'ont de valeur qu'au point de vue de la mortalité ; j'en ai assez manié pour le savoir. Quand on cherche à se rendre compte exactement des survivants on n'y arrive pas ; il y a toujours trop de malades qui n'ont pas été suivis, et en fin de compte le jugement qu'on en peut tirer n'est jamais rigoureux.

Dans le cancer du sein, avec curage axillaire, la mortalité existe, bien qu'ayant été diminuée depuis vingt ans, sans remonter aux vieilles statistiques. Monod, il y a bientôt vingt ans, estimait la mortalité à 15 p. 100. Trélat en 1884 accusait son chiffre personnel — depuis 8 ans — de 8 à 9 p. 100 ; d'autres statistiques plus récentes abaissent la mortalité au voisinage de 6 p. 100.

Au point de vue de l'époque des récidives, j'avais dit en 1896, à la Société du IXe arrondissement, qu'elle me semblait être de 18 mois en *moyenne* et la survie de 3 *ans* à la suite de l'opération sanglante. M. Pichevin m'a fortement argumenté en invoquant les statistiques de ses maîtres. Il me semble que l'opinion que j'ai émise est exacte, car elle résulte non pas seulement de ma pratique personnelle, mais de tout ce que j'ai lu. De toutes les statistiques grosses ou petites — que j'ai passées sous silence, parce qu'il y en a trop — on peut conclure qu'au bout de 3 ans, *un tiers environ* des malades opérées restent vivantes, que la plupart — et elles s'égrènent très vite — succombent les années qui suivent — et qu'on cite comme de rarissimes exceptions celles qui survivent 10, 15 et à plus forte raison 20 et 30 ans. Les deux tiers des malades succombent avant trois ans par le fait des récidives qui se produisent dans les deux années qui suivent l'opération. Il est donc *illusoire* de parler de guérisons absolues.

Au résumé, le cancer du sein, le plus fréquent de tous, est d'une *gravité variable*. Certains squirrhes chez des femmes d'un certain âge (au voisinage et après 50 ans), peuvent avoir une marche assez lente et comportent un pronostic opératoire relativement satisfaisant avec des survies longues de 7 à 8 ans. Au contraire, certains encéphaloïdes surtout chez des femmes jeunes ont une évolution très maligne et on voit les opérations suivies de récidives foudroyantes. Entre ces deux types se placent les cas intermédiaires, qui sont en somme peut-être les plus nombreux.

E. *Cancer du rectum.*

1° Avec l'ancien procédé d'EXTIRPATION DE LISFRANC qui a persisté, on ne s'occupait guère des ganglions, on enlevait, comme on pouvait, l'intestin, sans même songer à ce détail. Récemment, Rehn (Congrès allemand de chirurgie 1900) a attiré l'atsur les ganglions péri-rectaux. S'appuyant sur les recherches de Waldeyer qui montrent ces ganglions disposés sur les ramifications de l'artère hémorrhoïdale supérieure, Rehn rappelle qu'ils sont par conséquent placés *de chaque côté de la face postéro-latérale du rectum* ; d'où la nécessité d'extirper le rectum avec sa gaine conjonctive sans l'entamer.

La chirurgie opératoire a fait des progrès considérables depuis quinze ans, depuis le moment où mon regretté maître Trélat (Clinique chirurgicale, t. II, clinique de 1884), indiquait sa statistique peu satisfaisante : 7 cas *d'extirpation* du rectum par le procédé de Lisfranc lui avaient donné : 3 morts opératoires, 2 récidives très rapides, 1 seul succès au bout de 3 ans, 1 malade disparu. Il est vrai que quelques années après (Congrès français de chirurgie, 1888), J. Bœckel faisait connaître une statistique meilleure, où l'on notait des survies de plusieurs années, une même de 11 ans.

2° Dans la suite, avec *Kraske* (de Fribourg), on a visé l'extirpation des cancers haut placés et on se fait une large voie en réséquant le sacrum. Nous n'insistons pas sur la *voie sacrée*, qui ne vise pas autrement l'extirpation des ganglions, bien qu'elle permette l'extirpation des ganglions sacrés. Assez meurtrière au début, cette méthode a été depuis largement expérimentée dans tous les pays. Morestin y a consacré un bon travail et la thèse récente de Finet ne relève pas moins de 375 cas d'extirpation du rectum avec une mortalité opératoire de 20 %. Le rapport de Quénu et Hartmann devant le Congrès français de chirurgie en 1897 est un exposé très précis de toute cette question.

Pour eux, la présence des *ganglions inguinaux*, autrefois considérée comme une contre-indication à l'intervention radicale, ne suffit pas à l'empêcher, du moment que ces ganglions peuvent être extirpés en totalité. Quant aux ganglions sacrés qui sont le plus souvent atteints dans le cancer du rectum, ils sont facilement enlevés par l'opération de Kraske.

Il en est de même avec l'opération par *voie vaginale*, dont nous devons dire un mot, puisqu'en la créant les chirurgiens se sont préoccupés — et ils l'ont dit — des ganglions lymphatiques. Imaginée par Desguins, d'Anvers, puis préconisée par Norton, Campenon, Gersuny, cette opération, d'après Gersuny qui l'a vulgarisée, a l'avantage non seulement de donner une large voie pour l'ablation du rectum, mais aussi de permettre l'extirpation facile des *ganglions et du tissu cellulaire péri-rectal*, à une très grande hauteur. Heydenreich (Congrès de Moscou et Congrès français de chirurgie 1897) estime que chez la femme cette opération est l'opération de choix pour les cancers qui ne remontent pas à plus de 12 à 15 centimètres au-dessus de l'anus.

Ces procédés plus ou moins modifiés ont amené des améliorations dans les résultats opératoires. Czerny, cité par Quénu et Hartmann, Hochenegg (de Vienne), (*Congrès allemand de chirurgie* 1900), dont la statistique personnelle compte 121 cas, puis Krönlein (ibidem), qui a compilé 881 cas provenant de la pratique de 11 chirurgiens, ont fourni des documents qui s'ajoutent à ceux de Finet cité plus haut, et les confirment en ce sens que la mortalité s'est progressivement abaissée un peu, avec une assez forte proportion de survies importantes. C'est ainsi que sur 640 cas suivis (statistique Krönlein), 80 étaient sans récidive au bout de 3 ans et que 17 ont récidivé après 3 ans. Déjà en France divers chirurgiens, Chaput, Quénu, Reclus, Richelot, Labbé avaient signalé des survies de 5 à 7 ans, et J. Bœckel dans une statistique très complète, (Congrès français de 1897), sur 30 opérés suivis avait noté 9 survies de 3 ans et plus dont deux de 11 et 12 ans.

3° Nous *arrivons à une autre opération*, qui vise en partie les ganglions *élevés*, *lombaires*, *l'opération* ABDOMINO-PÉRINÉALE. Si les ganglions sacrés, disent Quénu et Hartmann, sont facilement enlevés par les procédés dont il vient d'être question, les ganglions latéraux, lombaires en particulier, échappent à l'action chirurgicale.

Aussi cet avantage entre-t-il en ligne de compte, à côté du but principal : la désinfection du rectum par détournement des matières, pour faire préconiser à quelques chirurgiens, dont Quénu, un procédé qui consiste, *dans un premier temps*, à pratiquer une laparotomie qui sera destinée à établir un anus iliaque gauche. Cette laparotomie exploratrice permettra d'introduire le doigt et même la main (Quénu) pour explorer jusqu'au fond du cul-de-sac de Douglas, et au besoin pour explorer les *ganglions* non seulement à gauche, mais aussi à droite. Si ces *ganglions* devaient être extirpés, on comprend que cette laparotomie deviendrait une opération non sans importance. Dans un *second temps*, l'ablation du rectum désinfecté est exécutée au bout de 12 à 15 jours. Cette opération faite par Czerny, Gaudier, Chalot, Quénu, Bœckel, n'a pas donné de résultats *satisfaisants*, puisque sur *10 cas* il y a eu 5 morts rapides, 3 récidives au bout de 3, 5, 8 mois et 2 résultats inconnus.

Aussi comprenons-nous l'extrême réserve sur laquelle *J. Bœckel* est resté sur les indications de cette opération, aussi peu recommandable jusqu'ici, et dont les Allemands paraissent vouloir se désintéresser, si l'on en juge par leur Congrès de 1900.

4° *Traitement palliatif.* — Un certain nombre de chirurgiens font un retour aux méthodes palliatives dans une certaine mesure. N'en est-il pas ainsi de Czerny qui, au congrès allemand de chirurgie en 1901, déclare que dans 75 p. 100 des cas, les chirurgiens voient les cancers du rectum trop tard, quand ils sont inopérables ; aussi fait-il une large place au traitement palliatif, y compris le condurango, qui n'est plus une nouveauté, tant s'en faut, et les purgatifs. Depage et Jeannel, au congrès français de 1897, visant les propagations lymphatiques plus fréquentes et plus précoces qu'on ne l'a dit, limitent les indications des opérations radicales. Depage (de Bruxelles) n'enlève pas les cancers propagés aux organes voisins ou aux ganglions lymphatiques et il s'abstient généralement chez les sujets âgés de plus de 60 ans chez lesquels fréquemment le mal évolue lentement et sans phénomènes très pénibles. Jeannel n'opère pas non plus lorsque les ganglions sont altérés. En fin de compte, on a recours *souvent*, soit à la *rectotomie postérieure*, dans les cancers dépassables avec le doigt, à la *colotomie lombaire, ou iliaque gauche*, lorsque les tumeurs sont mal limitées peu mobiles, et ces interventions, en particulier la colotomie, donnent des survies fort appréciables.

F. — *Cancer de l'utérus.*

L'anatomie pathologique est ici particulièrement importante. Les propagations, par voie lymphatique, s'opèrent assez vite du col au tissu cellulaire péri-cervical, et aux ligaments larges; les ganglions inguinaux sont souvent dégénérés, puis les iliaques et même les ganglions prévertébraux. Ce sont ces propagations — sans parler des envahissements des organes voisins, de la vessie en particulier, tendant à immobiliser l'utérus d'une manière parfois précoce — qui constituent la source principale des insuccès opératoires et pour beaucoup de chirurgiens, fournissent des contre-indications aux interventions radicales.

Ces considérations d'évolution bien connue justifient aussi dans une large mesure d'une part les opérations partielles, la simple ablation du col, et d'autre part les opérations palliatives.

Nous suivrons dans ce rapide exposé le cadre de l'article de Pozzi dans son traité de gynécologie (1897).

A. *Cancer du col.* — 1° Les *opérations partielles* portant sur le col seulement ont fourni des résultats satisfaisants ; elles n'ont qu'un tort c'est d'être démodées. On se rappelle les discussions de Verneuil tenant pour l'amputation sous-vaginale au moment où l'hystérectomie vaginale totale faisait son apparition ; Trélat avait aussi des résultats bons avec l'ablation du col avec l'anse galvanique. On pouvait ouvrir le péritoine, mais c'était si rare. Bref cette simple méthode au point de vue de la survie semblait meilleure que l'hystérectomie vaginale. Quelques attardés pratiquent encore cette ablation partielle ; peut être n'ont-ils pas tort, bien entendu dans les cas très limités de cancer du col.

Lorsque la lésion atteint tout le col, c'est à l'amputation *supra-vaginale*, préconisée par *Schröder* surtout qu'on a eu recours. Pozzi ne croit pas à l'exactitude des magnifiques statistiques données au sujet de cette opération par Hoffmeier en particulier. On arriverait à une mortalité opératoire de 6 pour 100 environ avec 50 pour 100 de guérisons persistantes après 2 ans. Pozzi trouve cela trop beau, il écrit : « C'est, me semble-t-il, la meilleure démonstration de nom-« breuses erreurs de diagnostic que doivent récéler ces séries ex-« traordinaires sur lesquelles on a basé le procès de l'hystérecto-« mie précoce. »

Il faut en effet compter, dans le jugement à porter sur les opérations du cancer, sur les erreurs de diagnostic, qui paraissent surtout fréquentes à *l'utérus* et cela s'explique très bien, car Cornil a insisté en 1889 (*Journal des connaissances médicales*) sur les *ressemblances histologiques* de la métrite glandulaire avec certains stades de l'évolution de l'épithélioma cylindrique. Aussi Terrier se défie beaucoup des erreurs de diagnostic quand on parle de guérisons définitives du cancer de l'utérus. Cette remarque générale faite, passons à :

2° *L'hystérectomie vaginale totale.* — Cette opération à son tour deviendrait vieillote ; ainsi l'exige le progrès. Cette opération est cependant à l'heure actuelle celle à laquelle grande majorité des chirurgiens ont recours dans le traitement du cancer de l'utérus, bien qu'on lui reproche fortement de négliger les *ganglions*. On est bien fixé aujourd'hui sur sa valeur, car elle a été largement pratiquée dans tous les pays, et particulièrement en France par Bouilly, Richelot, Segond, etc. Pozzi, qui en est très partisan, résume son opinion à peu près dans les termes suivants :

Cette opération, *qui est la meilleure cependant pour le cancer de l'utérus*, ne peut être considérée que comme un traitement palliatif d'une durée plus ou moins longue, d'un an en moyenne. Quant aux guérisons définitives il vaut mieux n'en pas parler. Pozzi et Terrier pensent qu'il s'agit d'erreurs de diagnostic. Aussi Pozzi en est-il venu, avec d'autres et Segond en particulier, à limiter les indications opératoires et à dire ceci : ne pas opérer le cancer du col avec propagation profonde ou envahissement du vagin, de la vessie ou du rectum, et recourir dans ces cas au curettage et à la cautérisation, moyen palliatif qui donne des survies appréciables : nous avons tous des faits qui donnent raison à cette manière de voir.

Dans les cancers de l'utérus « il faut savoir s'abstenir, même « quand ils sont anatomiquement opérables ».

Voici maintenant quelques chiffres. Bouilly sur une statistique de 127 cas a eu une survie maximum de 4 ans 1/2. Segond sur 95 cas a eu 4 *survies* de 4 ans et plus ; 2 de 4 ans, 1 de 9 an ; 1 de 10 ans ; ces deux derniers résultats doivent. être considérés comme de véritables exceptions.

3o *Hystérectomie abdominale*. Depuis quelques années, Freund, Czerny et à leur suite quelques chirurgiens ont pratiqué l'hystérectomie abdominale pour le cancer du col. Cette opération permet de faire des opérations plus complètes et d'enlever les *ganglions du bassin* ou même *plus haut*. On parle aussi d'évidement du bassin, mais la plupart considèrent cette manœuvre comme illusoire. Il est difficile de juger cette opération encore trop jeune. Si *Ricard* (société de chirurgie, 19 juillet 1899), Jacobs (congrès d'Amsterdam, 1899), Schwartz (société de chirurgie, 4 octobre 1899) ont cité des faits favorables à l'hystérectomie abdominale, d'autre part, Mauclaire, J. Faure, Terrier, en ont relaté de moins favorables — et ils ne *paraissent pas avoir enlevé beaucoup de ganglions*. Terrier sur 15 cas a eu 3 morts opératoires, soit 20 pour 100, ce qui pour un chirurgien aussi expérimenté, est une mortalité importante. Aussi Terrier estime-t-il que ces résultats sont loin d'être brillants. Quant aux résultats définitifs, ils sont douteux, car 9 opérées revues sont en récidive ou bien présentent des indurations suspectes.

Les chirurgiens allemands ont apporté de nouveaux faits en 1900, et tout récemment au dernier *congrès d'avril 1901*.

Wertheim (société Império-Royale de Vienne, 17 nov. 1900) et *Semaine médicale*, p. 404, invoque la nécessité de *toujours enlever les ganglions*, donc la voie abdominale est indispensable ; même lorsque les tissus péri-utérins semblent indemnes, il y a des ganglions infiltrés dans le petit bassin. Au cours de la laparotomie, dit-il, il faut découvrir les uretères et les gros vaisseaux, commencer l'extirpation *des ganglions* par ceux qui sont au-dessous de l'aorte, extirper l'utérus, puis faire la toilette du bassin, cette toilette qui laisse si incrédules Terrier, Segond, Richelot, etc. Ainsi pratiquée, l'opération n'est pas innocente, puisque sur 30 cas Wertheim-comptait 11 décès opératoires. Au *dernier congrès allemand*, Wertheim avait amélioré son manuel ou restreint ses indications opératoires, puisque sur une nouvelle série de 20 cas il n'a eu que 3 décès, dont 2 par nécrose des uretères. Dans 18 cas il a enlevé des ganglions cancéreux.

Wertheim a été à peu près le seul de son avis. Jordan (Heildelberg) assistant de *Czerny*, rapporteur de la question, constate que les chirurgiens français ont accueilli l'opération de Freund avec un certain enthousiasme, mais qu'en Allemagne on est resté à l'hystérectomie vaginale, infiniment plus bénigne. Schuchardt, Döderlein, Olshausen, Martin (de Greifswald), sont tous d'accord avec Jordan pour déclarer que l'hystérectomie abdominale ne contrebalance pas en longues survies, le désavantage certain de sa mortalité élevée en tant qu'opération. Terrier avait déjà émis cet avis, nous le constatons de nouveau, de même que Pozzi.

B. *Cancer du corps.* L'hystérectomie abdominale, d'après Segond, n'est pas le traitement de choix du cancer du corps de l'utérus ; elle n'est indiquée que lorsque l'utérus est trop volumineux pour être extirpé sans morcellement. Dans le cas contraire, et lorsque ce cancer du corps n'est pas propagé aux parties voisines, c'est à l'hystérectomie vaginale qu'il faut avoir recours.

G. — *Cancer de l'estomac.*

Je dirai enfin un mot du *cancer de l'estomac* parce que c'est l'un de ceux dans lesquels interviennent le plus les altérations ganglionnaires.

Cornil et Ranvier dans leur 2e édition, t. II, 1884, avaient écrit ceci : « les ganglions lymphatiques de la petite courbure sont « toujours transformés en totalité ou en partie ». Ils ont aussi signalé l'envahissement fréquent du foie... peut-être cet envahissement se fait-il par voie lymphatique. Tous les chirurgiens qui ont pratiqué un certain nombre de gastrectomies ont trouvé fréquemment ces ganglions altérés, mais d'autres groupes peuvent être intéressés. Mickulicz (*Congrès allemand de chirurgie*, 1898) a particulièrement étudié les propagations ganglionnaires du cancer de l'estomac et il en a décrit 4 groupes : 1° *ceux de la petite courbure*, le plus souvent atteints ; 2° ceux de la grande courbure ; 3° ceux du grand épiploon (situés entre l'estomac et le côlon transverse et dont l'ablation entraînerait presque nécessairement l'extirpation du côlon transverse) ; 4° ceux de la région du pancréas, difficiles à enlever, car on peut léser en particulier l'artère splénique, et lier le canal cholédoque, sans s'en apercevoir, comme cela est arrivé à Mickulicz.

Cunéo, dans une excellente thèse 1899-1900, a fait de nouvelles recherches sur les lymphatiques de l'estomac, et décrit avec une grande précision, les territoires lymphatiques de l'estomac, au nombre de trois, et montré les ganglions lymphatiques non seulement en contact avec l'estomac, généralement sur le trajet des artères qui contournent cet organe, mais les ganglions qui entourent le tronc cœliaque et ses branches, le hile du foie. Il y en a même dans l'épaisseur de l'estomac, comme l'a montré Letulle en 1899. De plus, Cunéo a fait voir les communications qui existent entre les lymphatiques de l'estomac avec ceux des organes voisins, œsophage, duodénum. Enfin, nous devons dire que les dessins très nets de Cunéo montrant les chaînes ganglionnaires parastomacales semblent de nature à impressionner désagréablement un chirurgien sur le point de faire une gastrectomie. La considération seule de l'altération pour ainsi dire constante des ganglions de la petite courbure, et de la présence de nombreux troncs qui y aboutissent, implique la nécessité d'une large ablation dans cette région de la petite courbure.

Nous ne nous attarderons pas à donner les statistiques opératoires relatives au cancer de l'estomac. La cause d'échec capitale consiste en ce que presque jamais la gastrectomie ou pylorectomie ne sera faite à temps : le plus souvent, à cause précisément des *propagations* surtout par voie lymphatique, l'opération radicale n'est pas possible et l'on a recours à la gastro-entérostomie qui parfois d'ailleurs a donné des survies appréciables. En effet, en pareil cas, on a beau enlever la totalité de l'estomac, comme l'ont fait Schlatter (*Sem. méd.*, 1898, p. 27), et Schuchardt (*Congrès allemand de chirurgie*, 1898), on pourra voir les malades survivre pendant plusieurs mois, mais le danger de la récidive réside précisément dans ces infections *ganglionnaires plus ou moins lointaines*. La mortalité opératoire de la gastrectomie est encore élevée.

Péan fit la première pylorectomie en 1879 et fut suivi par Rydygier et par Billroth en 1881.

En 1892, Jalaguier (*Traité de chirurgie*) estimait la mortalité opératoire à 65 % (d'après une statistique inédite de Jonnesco.) Depuis, le pronostic opératoire a été amélioré, c'est certain, mais il est encore sombre, puisque Hahn (*Congrès allemand* de 1898) sur 28 résections de l'estomac a 10 morts opératoires et 12 morts assez rapides.

Kronlein (ibidem) sur 21 résections du *pylore* n'a eu que *5 morts opératoires* et des succès notables, mais il convient de remarquer qu'il s'agit de pylorectomies, et non de gastrectomies étendues.

Enfin dans les *13 observations publiées* dans la thèse de Cunéo et qui sont dues à Hartmann, Poirier, Terrier, Delbet, on compte 3 *morts opératoires et 2 morts rapides.*

III.— *Résumé. Méthode sclérogène. Conclusions.*

Dans cet exposé que j'ai fait aussi bref que possible, j'ai quitté de temps en temps les ganglions pour parler des opérations applicables aux cancers. Certains pourront estimer que j'ai montré un scepticisme un peu accentué vis-à-vis des résultats fournis par les opérations sanglantes ; je crois cependant être resté dans la note juste en signalant les opinions des chirurgiens les plus expérimentés, et en plaçant les survies les plus longues, rares il est vrai, à côté des insuccès opératoires et des récidives rapides. J'ai insisté sur ces derniers résultats, non pas pour combattre les méthodes opératoires — qui m'ont donné, comme à tous, quelques résultats satisfaisants—mais pour faire ressortir le pourquoi et le comment de ces insuccès. Le pourquoi nous est expliqué, je l'ai dit dès le début, par la propagation rapide du mal par *les voies lymphatiques*, et cette considération nous fait comprendre ce qu'il y a d'inexact dans l'expression d'opération radicale, appliquée au cancer. Comment peut-on être sûr d'extirper toutes les voies lymphatiques autour d'une tumeur ?

L'ablation des ganglions lymphatiques en rapport avec le cancer, même sains en apparence, faite dès le début, est discutable, tant au point de vue de la théorie que de la pratique.

L'ablation des ganglions *manifestement hypertrophiés* et mobiles s'impose.

L'ablation des *ganglions adhérents* constitue en général une pratique plutôt nuisible aux opérés.

L'opération sanglante ouvre les voies lymphatiques ; il faudrait au contraire les fermer pour obéir au desideratum de la théorie.

Malheureusement, à l'heure actuelle, nous ne sommes pas en possession d'une méthode *générale* qui nous permette de supprimer les opérations sanglantes dans le cancer, car nous n'avons *rien ou du moins pas grand'chose à mettre à la place.*

La sérothérapie, *en effet*, n'a donné jusqu'ici que des améliorations passagères. On peut utiliser le sérum de Wlaeff, par exemple, pour les cas inopérables et alors, comme l'a montré Reynier, certains des cas ainsi traités pourront devenir opérables, et surtout le moyen sera, sans doute, précieux contre les douleurs et pour l'amélioration de l'état général. Mais, en somme, *logiquement*, il faut dire que la sérothérapie, qui n'est peut-être pas aussi inoffensive qu'on l'a dit, — sera condamnée à l'impuissance tant qu'elle ne sera pas basée sur la connaissance certaine, incontestable de l'agent du cancer. Cette première étape franchie — et elle ne l'est pas — cette sérothérapie... future subira peut-être le sort de la sérothérapie de la tuberculose.

Reste la *méthode sclérogène* au sujet de laquelle je vais vous présenter une malade, et qui a été tellement peu expérimentée dans le cancer que je n'ai pas cru devoir en parler dans le cours de cet exposé. C'est dire de suite qu'on ne peut avoir qu'un jugement fort vague à son sujet.

La méthode sclérogène a pour elle la théorie, d'après laquelle fermer les voies lymphatiques autour du cancer serait l'idéal. Mais réalise-t-elle cet idéal ? A la suite des recherches si intéressantes de Lannelongue et Achard, on savait que la méthode sclérogène, appliquée surtout à la tuberculose chirurgicale, agissait par la néoformation de tissu conjonctif, l'inflammation aseptique des petits vaisseaux pouvant aller jusqu'à l'oblitération, et qu'elle déterminait une abondante leucocytose, laquelle pouvait jouer un rôle contre les éléments tuberculeux. Ce rôle existe-t-il aussi vis-à-vis des *éléments épithéliaux du cancer*, en un mot, la phagocytose est-elle un moyen de défense des tissus contre l'invasion des cellules du cancer ? Je crois qu'il faut renoncer à cette hypothèse après les opinions qui ont été émises par Podwyssotzki et par Cornil au congrès de 1900 (section d'anatomie pathologique). Podwyssotzki reconnaît seulement aux leucocytes le pouvoir d'absorber les cellules mortes du cancer. Cornil pense que les leucocytes, loin de jouer un rôle phagocytaire vis-à-vis des cellules épithéliales du cancer, déterminent un ramollissement de la tumeur qui favorise l'entrée et la prolifération de l'épithélium dans le tissu conjonctif. Je verrais donc la méthode sclérogène assez mal placée et avec elle aussi les sérums dont l'action serait due surtout à l'hyper-leucocytose, si à cette hypothèse, la dite méthode sclérogène n'avait rien autre chose à ajouter. Ce quelque chose, heureusement, n'est pas du tout théorique ; c'est, comme je le disais tout à l'heure, c'est la production de tissu fibreux, c'est la sclérose des tissus, c'est le rétrécissement des vaisseaux. Pratiquement, cette sclérose est démontrée ; nous l'avons signalée un grand nombre de fois, M. Lannelongue et moi, dans les observations de tuberculose. Pour en arriver au *cancer*, je dirai que M. Lannelongue a conseillé l'essai de la méthode sclérogène dans le sarcome, qu'il a échoué dans un cas de *cancroïde de la face* et que nous avons réussi dans un autre cas, avec ganglions sous-maxillaires. J'ai échoué dans plusieurs cas de lymphadénomes malins inopérables et impossibles à circonscrire complètement par des injections, au cou en particulier. Tous ces faits, et celui de la malade que je vous présente, ont été publiés dans la *Revue des maladies cancéreuses*, 1898. Cette malade a aujourd'hui 58 ans. Au moment où je l'ai vue, le 7 novembre 1891, elle présentait un squirrhe banal du sein droit avec adhérence de la peau et ganglions axillaires déjà très appréciables, durs et mobiles. Du 16 novembre 1891 au 21 mars 1892, j'ai fait autour de la tumeur, surtout en dehors, du côté axillaire, et dans le sein lui-même, trois séances d'injections de chlorure de zinc à 1/20 — 1 gramme 50 à 2 grammes — de même, injection autour des ganglions axillaires qui en raison de leur mobilité avaient été amenés contre la paroi interne de l'aisselle.

J'ai présenté cette malade à la société du IXe en mars 1897. Déjà à cette époque le sein était très atrophié, ne présentait qu'un vague noyau entouré de tissu adipeux. A ce moment on pouvait parfaitement douter qu'il eût jamais existé à cette place un néoplasme malin. Aujourd'hui au bout de presque 10 ans, la récidive que j'avais prévue s'est produite, elle a incontestablement le caractère du squirrhe, dureté extrême, adhérence totale à la peau, tendance à l'ulcération, ganglions axillaires. Cette récidive s'est montrée il y a 3 ou 4 mois, car j'ai revu la malade l'an dernier et elle n'avait rien.

Vous pouvez voir que le sein est complètement atrophié. Or primitivement la tumeur n'avait nullement la tendance atrophique ; il est noté dans l'observation que le sein malade était plus gros que celui du côté opposé.

Je tire simplement de ce fait la *conclusion* suivante : *Il est possible que certaines tumeurs cancéreuses soient arrêtées dans leur développement pendant une période de temps, même longue, par la production artificielle de tissu fibreux à leur pourtour et à distance, comme on le fait avec la méthode sclérogène, et il est vraisemblable que ce retard dans l'évolution du néoplasme* en pareil cas est dû en grande partie à *l'oblitération des voies lymphatiques.*

Dans le cas de tumeurs bien limitées, faciles à circonscrire, on pourrait donc avoir des résultats avec cette méthode, surtout lorsqu'on se trouve en présence de malades qui refusent l'opération, ce qui était le cas de la malade que je vous ai présentée.

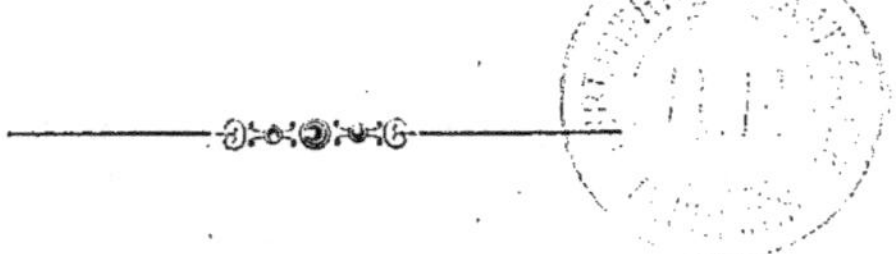

Clermont (Oise). — Imp. Daix frères. — Maison spéciale pour Journaux et Revues.

www.ingramcontent.com/pod-product-compliance
Lightning Source LLC
LaVergne TN
LVHW052022160826
845678LV00003B/1178

9782329629865